Guida alla gestione della Rabbia

1.Introduzione alla gestione della rabbia

La gestione della rabbia è un aspetto fondamentale della salute mentale e del benessere emotivo di un individuo. La rabbia è un'emozione naturale che tutti sperimentano, ma può diventare problematica quando non viene gestita in modo efficace. Quando la rabbia non viene gestita correttamente, può portare a comportamenti distruttivi, conflitti interpersonali e problemi di salute fisica e mentale.

Nella nostra società moderna, in cui lo stress e le pressioni sono all'ordine del giorno, è importante imparare a gestire la rabbia in modo sano ed efficace. La gestione della rabbia richiede consapevolezza di sé, autocontrollo e capacità di comunicare in modo assertivo. In questo articolo, esploreremo i diversi aspetti della gestione della rabbia, dai sintomi e cause alla diagnosi e trattamento.

Gestione della Rabbia

Guida alla gestione della Rabbia scopri come combatterla e vivere tranquillamente

Albert Olwer

I sintomi della rabbia possono variare da persona a persona, ma comunemente includono irritabilità, aggressività, frustrazione, tensione muscolare e aumento della frequenza cardiaca. Altri sintomi possono includere pensieri negativi, impulsività, rumore eccessivo e isolamento sociale. È importante riconoscere questi sintomi e affrontarli in modo tempestivo, prima che la rabbia diventi incontrollabile e dannosa.

Le cause della rabbia possono essere molteplici e complesse. Tra le cause più comuni vi sono lo stress, la frustrazione, le delusioni, i traumi passati, i problemi relazionali, il senso di ingiustizia e l'incapacità di esprimere le proprie emozioni in modo sano. È fondamentale individuare la causa sottostante della rabbia per poter affrontare efficacemente il problema e prevenire ricadute.

La gestione della rabbia può comprendere una varietà di strategie e tecniche volte a ridurre la frequenza e l'intensità della rabbia. Tra le strategie più efficaci vi sono la terapia cognitivo-comportamentale, la meditazione, la mindfulness, l'esercizio fisico, la gestione dello stress e la comunicazione assertiva. È importante sperimentare diverse strategie e individuare quella più adatta alle proprie esigenze e preferenze.

La terapia cognitivo-comportamentale è una delle strategie più utilizzate nella gestione della rabbia. Questa forma di terapia si basa sull'identificazione e la correzione dei pensieri distorti e dei comportamenti disfunzionali che contribuiscono alla rabbia. Attraverso la terapia cognitivo-comportamentale, è possibile imparare a riconoscere i pensieri automatici che scatenano la rabbia e sostituirli con pensieri più positivi e costruttivi.

La meditazione e la mindfulness sono altre strategie efficaci nella gestione della rabbia.

La meditazione aiuta a calmare la mente e a ridurre lo stress, mentre la mindfulness consente di essere consapevoli delle proprie emozioni e reazioni. Attraverso la pratica regolare della meditazione e della mindfulness, è possibile sviluppare una maggiore consapevolezza di sé e imparare a controllare la rabbia in modo più efficace.

L'esercizio fisico è un'altra strategia importante nella gestione della rabbia. L'attività fisica aiuta a rilasciare la tensione accumulata nel corpo e a ridurre lo stress, favorendo il rilascio di endorfine, i cosiddetti "ormoni della felicità". È consigliabile praticare regolarmente attività fisica come la corsa, il nuoto, lo yoga o il pilates per mantenere un equilibrio emotivo e fisico.

La gestione dello stress è essenziale per prevenire l'accumulo di tensione e rabbia. È importante imparare a riconoscere i segnali di stress nel proprio corpo e ad adottare strategie efficaci per alleviarlo, come la respirazione profonda, la visualizzazione creativa, il rilassamento muscolare progressivo e la gestione del tempo. Attraverso la gestione dello stress, è possibile ridurre la probabilità di sfogare la propria rabbia in modo incontrollato.

La comunicazione assertiva è un'altra competenza fondamentale nella gestione della rabbia. Essere in grado di esprimere in modo chiaro e assertivo le proprie emozioni e bisogni è essenziale per prevenire conflitti e malintesi. Attraverso la comunicazione assertiva, è possibile evitare la passività o l'aggressività nel rapporto con gli altri e stabilire relazioni interpersonali sane e soddisfacenti.

La gestione della rabbia è un processo continuo che richiede impegno, consapevolezza e pratica costante. È importante riconoscere i sintomi della rabbia, individuarne le cause sottostanti e adottare strategie efficaci per gestirla in modo sano ed equilibrato. Attraverso la terapia cognitivo-comportamentale, la meditazione, la mindfulness, l'esercizio fisico, la gestione dello stress e la comunicazione assertiva, è possibile imparare a controllare la propria rabbia e a vivere una vita più serena e soddisfacente.

2.Capire le cause della rabbia

La rabbia è un'emozione che tutti gli esseri umani sperimentano a un certo punto della loro vita. È una reazione emotiva naturale che può manifestarsi in vari modi, come irritazione, frustrazione, risentimento, indignazione o furia. Capire le cause della rabbia è un passo importante per imparare a gestirla in modo sano ed efficace.

Le cause della rabbia possono essere molteplici e variabili da persona a persona. Alcuni fattori che possono contribuire alla rabbia includono le esperienze passate, lo stress, il senso di ingiustizia, la mancanza di controllo, la frustrazione, la paura, la delusione, la scarsa autostima, la mancanza di comunicazione e il senso di impotenza.

Le esperienze passate giocano un ruolo significativo nella formazione della nostra capacità di gestire la rabbia. Se una persona ha vissuto situazioni traumatiche o abusi in passato, potrebbe essere più incline a reagire con rabbia in situazioni che evocano quei ricordi dolorosi. Inoltre, se non si è imparato a gestire la rabbia fin da giovani, si potrebbe avere difficoltà a farlo da adulti.

Lo stress è un'altra causa comune di rabbia. Quando si è sottoposti a pressioni costanti o a situazioni di elevata tensione, è facile sentirsi sopraffatti e reagire con irritazione o frustrazione. La rabbia può essere anche una reazione naturale alla percezione di ingiustizia o alla mancanza di controllo sulla propria situazione. Se ci si sente trattati in modo ingiusto o se si ha la sensazione di non avere il controllo sulla propria vita, si può sviluppare un senso di rabbia e risentimento.

La frustrazione è un'altra causa comune di rabbia. Quando ci si imbatte in ostacoli o impedimenti che impediscono di raggiungere i propri obiettivi, è normale sentirsi frustrati e arrabbiati. Anche la paura può alimentare la rabbia. Quando ci si sente minacciati o vulnerabili, si può reagire con rabbia come meccanismo di difesa per proteggersi.

La delusione è un'altra emozione che può generare rabbia. Se ci si aspetta qualcosa da una persona o da una situazione e ci si sente traditi o delusi, si può reagire con rabbia. Anche la scarsa autostima può essere una causa di rabbia. Quando ci si sente insicuri o incapaci di far fronte alle sfide della vita, si può reagire con rabbia per mascherare i propri sentimenti di vulnerabilità.

La mancanza di comunicazione efficace può anche portare alla rabbia. Se non si è in grado di esprimere i propri bisogni, desideri o sentimenti in modo chiaro e assertivo, si può accumulare rabbia dentro di sé che alla fine esplode in reazioni esagerate. Infine, il senso di impotenza può alimentare la rabbia. Quando una persona si sente impotente di fronte a situazioni che non può controllare o cambiare, può reagire con rabbia come modo per tentare di riprendere il controllo sulla propria vita.

Capire le proprie cause individuali di rabbia è il primo passo per imparare a gestirla in modo sano ed efficace. Una volta identificate le cause specifiche della propria rabbia, si possono adottare diverse strategie per affrontarla in modo costruttivo. Alcuni metodi per gestire la rabbia includono la pratica di tecniche di rilassamento, come la respirazione profonda o la meditazione, l'identificazione e la sostituzione dei pensieri negativi con pensieri più positivi, l'esercizio fisico regolare, il parlare con un consulente o uno psicologo per esplorare i motivi più profondi della propria rabbia e imparare a esprimerla in modo sano, la pratica di tecniche di comunicazione assertiva per esprimere i propri bisogni e sentimenti in modo chiaro e rispettoso, il trovare modi sani per sfogare la rabbia, come l'arte, la musica, lo sport o la scrittura, e il coinvolgere i propri cari e amici di fiducia per ricevere supporto e comprensione.

Inoltre, è importante imparare a riconoscere i segnali precoci della rabbia, come la tensione muscolare, la respirazione accelerata, la sudorazione e la sensazione di calore al viso, per poter intervenire prima che la rabbia diventi incontrollabile. Imparare a gestire la propria rabbia in modo sano non solo migliora il benessere emotivo e relazionale, ma può anche contribuire a ridurre lo stress, migliorare la salute fisica e promuovere una maggiore armonia nella vita quotidiana.

Capire le cause della rabbia è fondamentale per imparare a gestirla in modo sano ed efficace. Le cause della rabbia possono essere molteplici e variabili da persona a persona, ma identificarle è il primo passo per affrontarle in modo costruttivo. Utilizzare tecniche di rilassamento, comunicazione assertiva, esercizio fisico e sostegno sociale sono solo alcune delle strategie che possono aiutare a gestire la rabbia in modo positivo. Imparare a riconoscere i segnali precoci della rabbia e intervenire tempestivamente può aiutare a prevenire reazioni incontrollabili e dannose.

Gestire la rabbia in modo sano non solo migliora il benessere emotivo e relazionale, ma può anche contribuire a migliorare la salute fisica e promuovere una maggiore armonia nella vita quotidiana.

3.Identificare i propri trigger e segnali fisici della rabbia

La rabbia è un'emozione umana naturale e comune che può manifestarsi in varie situazioni della vita quotidiana. Identificare i propri trigger e segnali fisici della rabbia è essenziale per poter gestire in modo sano e costruttivo questa emozione, evitando comportamenti impulsivi e dannosi per sé stessi e per gli altri.

I trigger della rabbia possono essere diversi e variano da persona a persona. Possono essere legati a situazioni stressanti, conflittuali, sbalzi d'umore, sentimenti di frustrazione, senso di ingiustizia, mancanza di controllo o mancanza di rispetto. È importante imparare a riconoscere quali situazioni o eventi scatenano la rabbia per poter affrontarli in modo più consapevole.

I segnali fisici della rabbia possono essere

molto evidenti o più subdoli e possono variare da persona a persona. Alcuni segnali fisici comuni includono aumento del battito cardiaco, respirazione accelerata, sudorazione, tensione muscolare, aumento della pressione sanguigna, tremori, rossore o pallore del viso, mandibola serrata, pugni chiusi, voce rabbiosa o gridi.

Riconoscere i propri trigger e segnali fisici della rabbia è il primo passo per imparare a gestire in modo sano e costruttivo questa emozione. Ecco alcuni suggerimenti per identificare e gestire efficacemente la rabbia:

1. Mantenere un diario delle emozioni: Tenere traccia delle situazioni o eventi che scatenano la rabbia e dei segnali fisici che si manifestano durante queste situazioni può aiutare a identificare i pattern ricorrenti e a sviluppare strategie per affrontare la rabbia in modo più costruttivo.

2. Praticare la consapevolezza: Essere consapevoli dei propri pensieri, emozioni e sensazioni fisiche può aiutare a riconoscere i segnali precoci della rabbia e ad intervenire prima che l'emozione diventi incontrollabile. La meditazione e la mindfulness possono essere utili per aumentare la consapevolezza e la capacità di gestire le emozioni negative.

3. Imparare a rilassarsi: Utilizzare tecniche di rilassamento come la respirazione profonda, lo stretching, il massaggio o la visualizzazione creativa può aiutare a ridurre la tensione muscolare e a calmare la mente durante momenti di rabbia intensa.

4. Comunicare in modo assertivo: Esprimere in modo chiaro e assertivo i propri sentimenti e bisogni durante situazioni di conflitto può aiutare a prevenire l'accumulo di rabbia e a risolvere i problemi in modo costruttivo. Imparare a comunicare in modo efficace può migliorare le relazioni interpersonali e ridurre le situazioni di conflitto.

5. Fare attività fisica: L'esercizio fisico regolare può aiutare a ridurre lo stress e la tensione accumulati nel corpo, favorendo il rilascio di endorfine e migliorando l'umore complessivo. Fare una passeggiata, correre, fare yoga o praticare un sport possono essere modi efficaci per gestire la rabbia e ridurre la tensione emotiva.

6. Cercare supporto professionale: In caso di rabbia cronica o intensa, può essere utile rivolgersi a un professionista della salute mentale come uno psicologo o uno psicoterapeuta per ricevere supporto e imparare strategie specifiche per gestire l'emozione in modo sano e costruttivo.

Identificare i propri trigger e segnali fisici della rabbia richiede tempo, pratica e dedicazione, ma può essere un passo fondamentale per migliorare la gestione delle emozioni e favorire il benessere emotivo e relazionale. Imparare a riconoscere e affrontare la rabbia in modo sano può

contribuire a migliorare la qualità della vita e
a promuovere relazioni più positive e
soddisfacenti con gli altri.

4. Imparare tecniche di respirazione e rilassamento per calmarsi

Imparare tecniche di respirazione e rilassamento è un aspetto importante per mantenere il benessere mentale e fisico. In particolare, queste tecniche possono essere fondamentali per calmarsi in situazioni di stress o ansia. La respirazione è un processo fisiologico che coinvolge l'assunzione di ossigeno e l'eliminazione di anidride carbonica, ma può essere anche utilizzata in modo consapevole per regolare le emozioni e avere un effetto rilassante sul corpo e sulla mente.

Esistono diverse tecniche di respirazione che possono essere utilizzate per calmarsi e rilassarsi. Uno dei metodi più comuni è la respirazione diaframmatica, che coinvolge il diaframma, un muscolo situato sotto i polmoni responsabile dell'espansione e della contrazione dei polmoni durante la respirazione. Per eseguire la respirazione diaframmatica, è importante assumere una posizione comoda, seduti o sdraiati, e posizionare una mano sul petto e l'altra sullo stomaco. Inspirare profondamente dal naso, facendo in modo che la mano sull'addome si sollevi mentre il torace rimane immobile. Espirare lentamente dalla bocca e ripetere l'esercizio per alcuni minuti.

Un'altra tecnica efficace è la respirazione quadrata, che prevede un ritmo di respirazione regolare e uniforme. In questo caso, inspirare per un conteggio di quattro, trattenere il respiro per quattro, espirare per quattro e trattenere il respiro vuoto per quattro. Questo ciclo può essere ripetuto più volte per ottenere un effetto rilassante e calmante.

La tecnica della respirazione controllata può essere altrettanto utile per calmare la mente e alleviare lo stress. Si tratta di inspirare e espirare controllatamente, concentrandosi sulla durata e sul ritmo della respirazione. Ad esempio, è possibile inspirare per un conteggio di tre e espirare per un conteggio di sei, mantenendo una regolarità nel respiro. Questo tipo di respirazione consapevole può aiutare a ridurre l'ansia e a favorire la calma interiore.

Oltre alla respirazione, esistono anche altre tecniche di rilassamento che possono essere utili per calmarsi in situazioni di stress. Una di queste è la tecnica del rilassamento muscolare progressivo, che coinvolge il rilassamento graduale dei vari gruppi muscolari del corpo. Per eseguire questo tipo di tecnica, è necessario contrarre i muscoli di una parte del corpo per alcuni secondi, quindi rilassarli completamente e percepire la differenza tra la tensione e il rilassamento. Questo esercizio può essere ripetuto con tutti i gruppi muscolari, partendo dai piedi e salendo fino alla testa, per ottenere un effetto di rilassamento generale.

Un'altra tecnica di rilassamento è la visualizzazione guidata, che consiste nel creare un'immagine mentale rilassante e positiva per concentrarsi su di essa durante momenti di ansia o stress. Si può immaginare di essere in un luogo tranquillo e sicuro, come una spiaggia o un bosco, e immaginare i dettagli sensoriali di questo ambiente, come i suoni degli uccelli o l'odore del mare. Questo tipo di visualizzazione può aiutare a distrarre la mente e a creare uno stato di rilassamento.

Infine, la pratica della meditazione può essere un ottimo modo per imparare a calmarsi e rilassarsi. La meditazione coinvolge il concentrarsi sull'ascolto della propria respirazione o sull'osservazione dei pensieri senza giudicarli. Si può praticare la meditazione seduti in posizione comoda, con gli occhi chiusi, concentrando l'attenzione sul respiro e cercando di mantenere la mente libera da pensieri distrattivi. Anche pochi minuti di meditazione al giorno possono avere benefici significativi sulla salute mentale e sul benessere generale.

Imparare tecniche di respirazione e rilassamento è un investimento prezioso per la propria salute mentale e fisica. Queste tecniche possono essere utilizzate in qualsiasi momento e in qualsiasi luogo per calmarsi, ridurre lo stress e favorire la calma interiore. La pratica costante di queste tecniche può portare a una maggiore consapevolezza del proprio corpo e dei propri pensieri, migliorando la capacità di gestire le emozioni e affrontare le sfide quotidiane con serenità.

5.Esporsi gradualmente alle situazioni che scatenano la rabbia

Esposizione graduale alla rabbia è un approccio terapeutico utilizzato nella gestione della rabbia e della rabbia. Questo metodo coinvolge l'esposizione graduale del paziente a situazioni che potrebbero scatenare la sua rabbia, consentendo loro di imparare a gestire le proprie emozioni in modo sano ed efficace.

La rabbia è un'emozione naturale che tutti sperimentiamo di tanto in tanto. Tuttavia, quando diventa incontrollabile o eccessiva, può avere conseguenze dannose per noi stessi e per gli altri. L'esposizione graduale alla rabbia è un modo per affrontare queste emozioni negative in modo costruttivo e ridurne l'impatto sulla nostra vita quotidiana.

Uno dei primi passi nell'esposizione graduale alla rabbia è identificare le situazioni che scatenano la rabbia nel paziente. Queste situazioni possono variare da persona a persona e possono includere eventi stressanti, frustrazioni quotidiane o conflitti interpersonali. Una volta identificate queste situazioni, il terapeuta può aiutare il paziente a sviluppare strategie per affrontarle in modo sano ed efficace.

Ad esempio, se un paziente si arrabbia facilmente quando è in ritardo al lavoro, il terapeuta potrebbe consigliare loro di pianificare la loro giornata in modo più efficiente o di praticare tecniche di gestione dello stress per ridurre i livelli di ansia. In questo modo, il paziente impara a riconoscere i segnali che precedono la rabbia e a reagire in modo appropriato prima che la situazione peggiori.

Un'altra parte fondamentale dell'esposizione graduale alla rabbia è l'utilizzo di tecniche di rilassamento e di controllo respiratorio per calmare l'ansia e l'aggressività associata all'emozione. Queste tecniche possono includere la respirazione diaframmatica, la visualizzazione guidata o la meditazione. Praticare regolarmente queste tecniche può aiutare il paziente a mantenere la calma anche in situazioni stressanti e ad evitare reazioni impulsive o dannose.

Durante le sessioni di terapia, il terapeuta può anche utilizzare l'esposizione graduale alla rabbia per aiutare il paziente a sviluppare nuove abilità di comunicazione e gestione dei conflitti. Questo può includere la pratica di ascolto attivo, l'espressione delle proprie emozioni in modo costruttivo e la negoziazione di soluzioni pacifiche nei conflitti interpersonali. In questo modo, il paziente impara a gestire i propri sentimenti di rabbia senza danneggiare le relazioni con gli altri.

L'esposizione graduale alla rabbia può essere un processo lungo e complesso, ma i benefici a lungo termine per il paziente possono essere significativi. Aiuta a ridurre i livelli di stress e ansia, migliora la qualità della vita e promuove una maggiore consapevolezza emotiva e autostima. Con il sostegno di un terapeuta qualificato e l'impegno del paziente nel praticare le tecniche apprese, è possibile affrontare e superare la rabbia in modo sano ed efficace.

6.Sviluppare abilità di comunicazione efficace per esprimere la propria rabbia in modo costruttivo

Sviluppare abilità di comunicazione efficace per esprimere la propria rabbia in modo costruttivo è fondamentale per mantenere relazioni sane e gestire in modo appropriato le emozioni negative. Troppo spesso, quando si prova rabbia, si finisce per reagire impulsivamente senza riflettere sulle conseguenze delle proprie azioni. Questo può portare a conflitti, tensioni e danneggiare la fiducia tra le persone coinvolte.

Esprimere la propria rabbia in modo costruttivo implica trovare modi sani per comunicare le proprie emozioni, ascoltare l'altra persona e cercare soluzioni che possano risolvere il problema alla radice. Ecco alcuni suggerimenti su come sviluppare abilità di comunicazione efficace per gestire la propria rabbia in modo costruttivo:

1. Riconoscere le emozioni: Il primo passo per esprimere la propria rabbia in modo costruttivo è riconoscere le proprie emozioni e imparare a gestirle in maniera sana. Prima di reagire impulsivamente, è importante fermarsi un attimo per capire cosa si sta provando e perché si è arrabbiati.

2. Comunicare in modo chiaro e assertivo: Quando si è arrabbiati, è importante esprimere in modo chiaro e assertivo ciò che si pensa e si sente. Evitare di urlare, insultare o fare scene di rabbia, ma cercare di comunicare in modo calmo e rispettoso. Utilizzare frasi "io" per esprimere le proprie emozioni senza accusare l'altra persona.

3. Ascoltare l'altra persona: Per esprimere la propria rabbia in modo costruttivo, è importante anche ascoltare l'altra persona e cercare di capire il suo punto di vista. Praticare l'empatia e cercare di mettersi nei

panni dell'altro può aiutare a trovare soluzioni pacifiche e ragionevoli.

4. Gestire le emozioni negative: Imparare a gestire le proprie emozioni negative è fondamentale per esprimere la propria rabbia in modo costruttivo. Respirare profondamente, fare una pausa per calmarsi e riflettere prima di reagire impulsivamente può aiutare a evitare conflitti e tensioni inutili.

5. Cercare soluzioni insieme: Quando si esprime la propria rabbia, è importante anche cercare soluzioni con l'altra persona per risolvere il problema alla radice. Essere aperti al dialogo, cercare compromessi e trovare soluzioni che possano soddisfare entrambe le parti è essenziale per mantenere relazioni sane e costruttive.

6. Chiedere aiuto se necessario: Se si fatica a esprimere la propria rabbia in modo costruttivo, non esitare a chiedere aiuto a un

professionista, come uno psicologo o un terapeuta, che possa offrire supporto e strumenti per imparare a gestire le emozioni negative in modo sano.

Sviluppare abilità di comunicazione efficace per esprimere la propria rabbia in modo costruttivo richiede impegno, pratica e pazienza. Tuttavia, investire tempo ed energie per imparare a gestire le emozioni negative in modo sano può portare a relazioni più sane, felici e soddisfacenti.

7.Imparare a riconoscere e gestire il proprio pensiero distorto durante i momenti di rabbia

Imparare a riconoscere e gestire il proprio pensiero distorto durante i momenti di rabbia è un passo fondamentale per mantenere la propria calma e agire in modo costruttivo nelle situazioni di conflitto. La rabbia è un'emozione potente che può influenzare il nostro pensiero in modi irrazionali e distorti, portandoci a fare o dire cose di cui in seguito potremmo pentirci. In questo articolo esploreremo i diversi tipi di pensiero distorto che possono emergere durante la rabbia e forniremo strategie pratiche per riconoscerli e gestirli in modo efficace.

Prima di tutto, è importante comprendere che la rabbia è una risposta naturale a situazioni che percepisci come minacciose o ingiuste. La rabbia può essere motivata da una serie di fattori, tra cui frustrazione, paura, senso di impotenza o senso di ingiustizia. Quando ci troviamo in uno stato di rabbia intensa, il nostro pensiero può diventare distorto e irrazionale, portandoci a interpretare la situazione in modo esagerato o a fare generalizzazioni eccessive. Questi pensieri distorti possono alimentare ulteriormente la nostra rabbia e rendere più difficile gestire la situazione in modo costruttivo.

Uno dei pensieri distorti comuni durante la rabbia è la cosiddetta "lettura mentale", che si verifica quando assumiamo di sapere cosa stanno pensando gli altri senza avere prove concrete a sostegno di questa convinzione. Ad esempio, potremmo pensare che qualcuno ci stia ignorando di proposito o che stia cercando di farci del male, senza avere alcuna prova tangibile di queste supposizioni. Questo tipo di pensiero distorto può portarci a reagire in modo eccessivo o violento, alimentando ulteriormente il conflitto e danneggiando le relazioni interpersonali.

Un altro pensiero distorto comune durante la

rabbia è la "catastrofizzazione", che si verifica quando immaginiamo le conseguenze più negative di una situazione senza considerare altre possibilità. Ad esempio, potremmo pensare che una piccola critica sul nostro lavoro possa compromettere la nostra carriera o che una discussione in famiglia possa portare alla rottura dei rapporti. Questo tipo di pensiero distorto amplifica la nostra rabbia e ci porta a reagire in modo eccessivo, senza considerare le implicazioni reali della situazione.

Un'altra forma di pensiero distorto comune durante la rabbia è la "generalizzazione eccessiva", che si verifica quando estendiamo un singolo evento negativo a tutti gli aspetti della nostra vita o della nostra persona. Ad esempio, potremmo pensare che un litigio con un amico significhi che nessuno ci apprezza o che un errore sul lavoro significhi che siamo incapaci. Questo tipo di pensiero distorto amplifica la nostra rabbia e mina la nostra autostima, facendoci sentire impotenti e frustrati.

Per riconoscere e gestire il proprio pensiero distorto durante i momenti di rabbia, è importante sviluppare la consapevolezza di sé e delle proprie reazioni emotive. Ciò significa essere in grado di riconoscere quando siamo arrabbiati e di monitorare i nostri pensieri e le nostre reazioni emotive in modo obiettivo. Una volta identificati i pensieri distorti che emergono durante la rabbia, possiamo adottare diverse strategie per gestirli in modo efficace.

Una strategia efficace per gestire il proprio pensiero distorto durante i momenti di rabbia è praticare la mindfulness, che consiste nell'essere consapevoli del momento presente senza giudizio. La mindfulness ci aiuta a prendere distanza dai nostri pensieri distorti e a osservarli in modo obiettivo, senza lasciarci trascinare dalle emozioni intense. Praticare la mindfulness può aiutarci a riconoscere i nostri pensieri distortioni durante la rabbia e ad affrontarli in modo più razionale e costruttivo.

Un'altra strategia utile per gestire il proprio pensiero distorto durante i momenti di rabbia è la ristrutturazione cognitiva, che consiste nel sostituire i pensieri negativi e distorti con pensieri più razionali e equilibrati. Ad esempio, anziché pensare che qualcuno ci stia provocando di proposito, possiamo considerare che potrebbe avere motivazioni diverse o che potrebbe essere semplicemente distratto. Ristrutturare i nostri pensieri distorti ci aiuta a vedere la situazione in modo più obiettivo e a ridurre la nostra rabbia.

Inoltre, è importante praticare la gestione dello stress e delle emozioni durante i momenti di rabbia per evitare che la situazione sfugga al nostro controllo. Possiamo adottare tecniche di rilassamento come la respirazione profonda, la visualizzazione o lo yoga per ridurre la tensione fisica e emotiva e calmare la nostra mente. Gestire lo stress e le emozioni in modo efficace ci aiuta a mantenere la calma durante la rabbia e a agire in modo costruttivo nelle situazioni di conflitto.

Infine, è fondamentale comunicare in modo assertivo durante i momenti di rabbia per esprimere le nostre emozioni in modo chiaro e rispettoso. Possiamo utilizzare la tecnica del "messaggio io", che consiste nel descrivere i nostri sentimenti e bisogni in modo diretto e onesto senza accusare gli altri. Ad esempio, anziché dire "Mi stai facendo arrabbiare con il tuo comportamento", possiamo dire "Mi sento frustrato quando non vengo ascoltato". Comunicare in modo assertivo ci aiuta a esprimere le nostre emozioni in modo costruttivo e a risolvere i conflitti in modo efficace.

In conclusione, imparare a riconoscere e gestire il proprio pensiero distorto durante i momenti di rabbia è un processo che richiede pratica e consapevolezza di sé. Identificare i pensieri distorti che emergono durante la rabbia e adottare strategie per gestirli in modo efficace ci aiuta a mantenere la calma e a agire in modo costruttivo nelle situazioni di conflitto. Praticare la mindfulness, la ristrutturazione cognitiva, la gestione dello stress e delle emozioni e la comunicazione assertiva sono tutte strategie utili per affrontare la rabbia in modo equilibrato e costruttivo. Ricordiamoci che la rabbia è un'emozione naturale e che possiamo imparare a gestirla in modo efficace per migliorare le nostre relazioni e il nostro benessere emotivo.

8.Praticare lo yoga, la meditazione o altre attività che favoriscono il rilassamento e la calma

Praticare lo yoga, la meditazione o altre attività che favoriscono il rilassamento e la calma è un'ottima strategia per migliorare il benessere psicofisico. Queste pratiche millenarie, che provengono dall'antica tradizione orientale, sono sempre più popolari in occidente grazie ai benefici che apportano alla nostra salute mentale, fisica ed emotiva.

Lo yoga è un'antica disciplina che combina esercizi fisici, respirazione e meditazione per armonizzare mente e corpo. Le posizioni chiamate asana aiutano a migliorare la flessibilità, la forza e l'equilibrio fisico, oltre a favorire il rilassamento e la concentrazione mentale. La pratica costante dello yoga porta ad una maggiore consapevolezza del corpo e delle emozioni, aiutando a ridurre lo stress e l'ansia.

La meditazione, invece, è una pratica di concentrazione mentale che ha il potere di calmare i pensieri incessanti della mente e di portare la nostra consapevolezza nel momento presente. Attraverso la meditazione è possibile sviluppare un atteggiamento di accettazione e gratitudine nei confronti di noi stessi e degli altri, riducendo così il senso di isolamento e di frustrazione che spesso ci assale nella vita quotidiana.

Oltre allo yoga e alla meditazione, esistono molte altre attività che favoriscono il rilassamento e la calma, come il tai chi, la camminata meditativa, il pilates o la pratica della respirazione consapevole. Tutte queste discipline hanno in comune il fatto di mettere l'accento sull'ascolto del proprio corpo e della propria mente, portando ad un maggiore equilibrio interiore e ad una sensazione di pace e serenità.

Grazie alla pratica regolare di queste attività, è possibile alleviare i sintomi dello stress e dell'ansia, migliorare la qualità del sonno, ridurre la pressione sanguigna e rinforzare il sistema immunitario. Inoltre, lo yoga, la meditazione e le altre attività di rilassamento aiutano a sviluppare la resilienza emotiva, cioè la capacità di affrontare le sfide della vita con calma e lucidità, senza perdere il controllo di fronte alle situazioni difficili.

Il segreto di queste pratiche risiede nella consapevolezza del respiro e del movimento del corpo, che ci permette di essere presenti nel qui e ora e di abbandonare il flusso incessante dei pensieri che ci assillano quotidianamente. Attraverso la pratica della consapevolezza, impariamo a riconoscere e accettare le nostre emozioni, senza giudicarle o reagire impulsivamente ad esse, ma semplicemente lasciandole fluire e sciogliendosi nel grande oceano della consapevolezza.

È importante sottolineare che queste pratiche non sono un rimedio miracoloso per tutti i problemi della vita, ma piuttosto un cammino di crescita personale che richiede costanza e impegno. Proprio per questo motivo, è fondamentale trovare il tempo necessario nella nostra routine quotidiana per dedicarci a noi stessi, prendendoci cura del nostro benessere psicofisico con amore e dedizione.

Praticare lo yoga, la meditazione o altre attività che favoriscono il rilassamento e la calma non è soltanto un modo per alleviare lo stress e l'ansia, ma anche un modo per connetterci con la nostra vera natura e per scoprire la pace interiore che risiede nel profondo del nostro essere. È un viaggio di esplorazione e di trasformazione che ci porta ad abbandonare le maschere che indossiamo ogni giorno e a riconnetterci con la nostra autenticità e la nostra essenza più profonda.

Praticare lo yoga, la meditazione e altre attività che favoriscono il rilassamento e la calma è un'esperienza che porta benefici su molteplici livelli, migliorando la nostra salute fisica, mentale ed emotiva. Attraverso la consapevolezza del nostro respiro e del movimento del nostro corpo, impariamo a ritrovare l'equilibrio interiore, a ridurre lo stress e l'ansia e a vivere con maggiore serenità e armonia. È un percorso di crescita personale che ci permette di esplorare le profondità della nostra anima e di connetterci con la vera essenza della vita.

9.Utilizzare la visualizzazione creativa per immaginare e praticare situazioni di confronto senza rabbia

Immagina di trovarti in una sala riunioni con il tuo capo, e lui ti ha appena criticato per un errore che hai commesso sul tuo ultimo progetto. La tua prima reazione potrebbe essere di difenderti o di arrabbiarti per la critica ricevuta. Tuttavia, grazie alla pratica della visualizzazione creativa, ti prendi un momento per calmarti e gestire le tue emozioni prima di rispondere.

Ti concentri sulla respirazione, inspirando profondamente e espirando lentamente per calmare i nervi. Ti ricordi di concentrarti sull'argomento e non sulle emozioni negative che potrebbero emergere in quel momento. Visualizzi una barriera emotiva intorno a te, che ti protegge dalla rabbia e ti permette di vedere la situazione in modo obiettivo.

Mentre il capo continua a parlare, ti concentri sulle sue parole senza lasciare che il tuo ego prenda il sopravvento. Accetti le critiche ricevute senza interpretarle come attacchi personali, ma come opportunità di miglioramento. Visualizzi te stesso come un professionista che accoglie i feedback positivi e li utilizza per crescere e migliorare nel proprio lavoro.

Quando è il tuo turno di rispondere, ti assicuri di farlo in modo calmo e assertivo. Utilizzi un linguaggio positivo e costruttivo, evitando di cadere nella trappola della difesa o della reattività. Visualizzi te stesso comunicare con chiarezza e rispetto, esprimendo le tue idee in modo chiaro e convincente.

Il tuo capo apprezza la tua risposta calma e professionale, e insieme trovate soluzioni per correggere l'errore commesso. Grazie alla visualizzazione creativa, sei riuscito a gestire la situazione di confronto senza lasciarti travolgere dalla rabbia, ottenendo risultati positivi e costruttivi.

Ora immagina di trovarti in una situazione simile al lavoro, ma questa volta con un collega che ti ha insultato durante una discussione. La tua prima reazione potrebbe essere di rispondere con altrettanta aggressività, ma grazie alla visualizzazione creativa sei in grado di gestire la situazione in modo diverso.

Ti prendi un momento per calmarti e respirare profondamente, permettendo alla tua mente di tornare alla calma. Visualizzi una luce bianca che ti avvolge, proteggendoti dalla negatività e permettendoti di rispondere in modo pacato e assertivo.

Quando il tuo collega continua a provocarti, invece di reagire con rabbia, scegli di rispondere con fermezza e rispetto. Utilizzi il linguaggio non verbale per comunicare la tua posizione senza dover ricorrere alle parole offensive. Grazie alla visualizzazione creativa, sei in grado di mantenere la calma e rispondere in modo costruttivo alla situazione di conflitto.

Il tuo collega, sorpreso dalla tua risposta pacata ma decisa, si calma a sua volta e la discussione si trasforma in un dialogo costruttivo. Grazie alla tua gestione efficace della situazione di confronto, sei riuscito a superare il conflitto senza lasciarti trascinare nella spirale della rabbia e dell'aggressività.

La visualizzazione creativa ti ha aiutato a praticare situazioni di confronto senza rabbia, permettendoti di gestire le emozioni negative e comunicare in modo efficace e rispettoso. Continua a esercitare questa tecnica per migliorare le tue capacità di gestione dei conflitti e ottenere risultati positivi nelle tue interazioni con gli altri.

10.Stabilire limiti e confini sani nelle relazioni interpersonali per prevenire la rabbia

Le relazioni interpersonali sono una parte essenziale della nostra vita quotidiana. Sono attraverso queste relazioni che impariamo a comunicare, a collaborare e a connetterci con gli altri. Tuttavia, quando non sono stabilite limiti e confini sani, le relazioni possono diventare tossiche e dannose. La rabbia può scaturire quando i limiti personali vengono costantemente superati o ignorati. Ecco perché è così importante stabilire limiti e confini sani nelle relazioni interpersonali per prevenire la rabbia.

Prima di tutto, è importante capire cosa significa stabilire limiti e confini sani in una relazione. I limiti sono regole o linee guida che stabilisci per te stesso su ciò che è accettabile e ciò che non lo è in una relazione. I confini sono la linea immaginaria che separa te stesso dagli altri e che definisce chi sei e chi non sei. Stabilire limiti e confini sani significa conoscere i propri limiti personali e comunicarli in modo chiaro e assertivo agli altri.

Ci sono diverse ragioni per cui è importante stabilire limiti e confini sani in una relazione. In primo luogo, i limiti e i confini aiutano a proteggere la propria integrità e autostima. Quando si permette agli altri di superare costantemente i propri limiti personali, si rischia di compromettere il proprio benessere emotivo e mentale. Inoltre, i limiti e i confini aiutano a mantenere relazioni sane e rispettose, in cui entrambe le parti si sentono ascoltate e rispettate.

Stabilire limiti e confini sani può anche aiutare a prevenire la rabbia nelle relazioni interpersonali. La rabbia può essere scatenata quando ci si sente costantemente sopraffatti, sfruttati o mancati di rispetto. Quando non si stabiliscono limiti chiari, si corre il rischio di accumulare rabbia e risentimento verso gli altri. Questa rabbia può manifestarsi in comportamenti distruttivi o aggressivi che danneggiano la relazione e il benessere delle persone coinvolte.

Per stabilire limiti e confini sani nelle relazioni interpersonali, è importante iniziare con l'auto-riflessione. Chiediti quali sono i tuoi valori, i tuoi bisogni e le tue aspettative in una relazione. Rifletti su cosa è importante per te e su cosa non sei disposto a compromettere. Una volta che hai identificato i tuoi limiti personali, è fondamentale comunicarli in modo chiaro e assertivo agli altri.

Comunicare i propri limiti e confini in modo efficace è essenziale per mantenere relazioni sane e rispettose. È importante esprimere i propri pensieri e sentimenti in modo aperto e onesto, senza timore di essere giudicati o rifiutati dagli altri. Imparare a dire di no e a non permettere agli altri di superare i propri limiti è un passo importante verso la costruzione di relazioni più equilibrate e soddisfacenti.

Inoltre, è importante essere consapevoli dei segnali che indicano che i propri limiti personali stanno per essere superati. Se ti senti stressato, sopraffatto o frustrato in una relazione, è probabile che i tuoi limiti siano stati violati. In questi casi, è importante agire prontamente per proteggere la propria salute mentale ed emotiva. Comunicare i propri sentimenti con chiarezza e assertività può aiutare a prevenire la rabbia e a mantenere una comunicazione aperta e rispettosa con gli altri.

Infine, è importante ricordare che stabilire limiti e confini sani è un processo che richiede impegno e costanza nel tempo. È normale che ci siano momenti in cui si possa sentirsi insicuri o impauriti nel comunicare i propri limiti agli altri. Tuttavia, è importante rimanere fedeli a se stessi e alle proprie esigenze, anche quando ciò comporta essere in contrasto con gli altri.

Stabilire limiti e confini sani nelle relazioni interpersonali è essenziale per prevenire la rabbia e mantenere relazioni sane e rispettose. Conoscere i propri limiti personali, comunicarli in modo chiaro e assertivo agli altri e essere consapevoli dei segnali che indicano che i propri limiti stanno per essere superati sono passi fondamentali per costruire relazioni più equilibrate e soddisfacenti. Ricordati che sei responsabile del tuo benessere emotivo e mentale e che meriti di essere trattato con rispetto e dignità in ogni relazione che intraprendi.

11.Imparare a perdonare sé stessi e gli altri per le situazioni passate che hanno causato rabbia

Perdonare sé stessi e gli altri per situazioni passate che hanno causato rabbia può sembrare un compito difficile e impegnativo, ma è un passo fondamentale per poter vivere una vita serena e equilibrata. La rabbia è un'emozione potente che può causare stress, tensione e persino danneggiare le relazioni interpersonali. È quindi importante imparare a gestire questa emozione in modo sano ed efficace, anziché lasciarla crescere e prenderne il controllo.

Il perdono è un processo che richiede tempo, impegno e comprensione. Spesso può sembrare più facile perdonare gli altri che perdonare se stessi, perché tendiamo ad essere più severi con noi stessi e a ripetere nella nostra mente i nostri errori passati. Tuttavia, è importante capire che tutti commettiamo errori e che fare esperienza di rabbia e dolore è parte della condizione umana. Perdonare se stessi significa accettare i propri errori, imparare da essi e continuare a crescere come individui.

Il primo passo per imparare a perdonare se stessi è quello di accettare che si è umani e che si possono commettere errori. Nessuno è perfetto e tutti possono avere momenti in cui agiscono in modo impulsive o irrazionale. È importante non rimuginare sui propri errori passati, ma cercare di imparare da essi e di fare ammenda quando è possibile. Il perdono verso se stessi implica anche il rilascio della colpa e della vergogna legate ai propri errori, permettendo così di liberarsi da un peso emotivo che può essere molto dannoso per la propria salute mentale e fisica.

Un altro passo importante per imparare a perdonare se stessi è quello di praticare la gentilezza e la compassione verso se stessi. Spesso siamo molto severi con noi stessi e ci auto-flagelliamo per i nostri errori, anziché trattarci con la stessa gentilezza con cui trattiamo gli altri. È importante ricordare che il perdono non significa giustificare i propri errori, ma semplicemente accettarli e lavorare per migliorarsi. Piuttosto che auto-criticarsi in maniera eccessiva, è importante ricordare che si meritano gentilezza, compassione e comprensione, proprio come gli altri.

Un altro aspetto importante del perdono verso se stessi è quello di lavorare sulla propria autostima e fiducia in sé stessi. Spesso la rabbia verso se stessi è scaturita da un senso di inadeguatezza o di scarsa autostima. È importante lavorare su questi sentimenti negativi per poter accettare se stessi per quello che si è, con i propri pregi e difetti. La consapevolezza di sé e l'accettazione di sé stessi sono fondamentali per permettere di perdonare se stessi e di vivere una vita più serena e appagante.

Il perdono verso gli altri per situazioni passate che ci hanno causato rabbia è altrettanto importante. Anche in questo caso, è necessario accettare che tutti possono fare errori e che la rabbia può essere dannosa per entrambe le parti coinvolte. Perdonare gli altri significa non solo liberare sé stessi dal peso emotivo legato alla situazione passata, ma anche permettere ai rapporti interpersonali di guarire e di crescere.

Perdonare gli altri richiede comprensione, empatia e compassione. Spesso può risultare difficile perdonare qualcuno che ci ha ferito profondamente, ma è importante capire che trattenere rabbia e risentimento non fa che alimentare il dolore e impedire di poter andare avanti. Il perdono non significa giustificare le azioni degli altri, ma semplicemente permettersi di liberarsi dalla negatività e di guarire le ferite emotive.

Perdonare gli altri può essere un processo lungo e complicato, che può richiedere tempo e pazienza. È importante permettersi di esprimere le proprie emozioni e di lavorare sulla propria capacità di ascolto e comprensione. Spesso il perdono verso gli altri può portare a una maggiore comprensione delle motivazioni che hanno portato alla situazione di rabbia, permettendo così di ridimensionare il dolore e di accettare ciò che è accaduto.

Un altro aspetto importante del perdono è quello di lavorare sulla fiducia e sulla capacità di instaurare relazioni sane e positive. Spesso la rabbia verso gli altri può derivare da esperienze passate di tradimento o abuso, che hanno minato la fiducia nelle relazioni interpersonali. È importante lavorare sulla propria capacità di fidarsi degli altri e di instaurare relazioni basate sulla reciproca fiducia e rispetto. Il perdono può essere un passo fondamentale per poter ricostruire relazioni danneggiate e per poter coltivare legami profondi e soddisfacenti.

Imparare a perdonare sé stessi e gli altri per situazioni passate che hanno causato rabbia è un processo importante e necessario per poter vivere una vita serena e equilibrata. Il perdono permette di liberarsi dalla negatività e di guarire le ferite emotive, permettendo così di vivere in armonia con se stessi e con gli altri. È importante lavorare sulla propria autostima, fiducia e compassione per poter accettare se stessi e gli altri per quello che sono, con i propri pregi e difetti. Il perdono è un atto di coraggio e di amore verso se stessi e verso gli altri, che permette di vivere una vita più piena, gratificante e appagante.

12. Identificare e sostituire comportamenti distruttivi con azioni costruttive durante episodi di rabbia

Gli episodi di rabbia sono situazioni emotive intense che possono portare a comportamenti distruttivi, sia verso se stessi che verso gli altri. È importante imparare a riconoscere questi comportamenti e sostituirli con azioni costruttive per evitare conseguenze negative.

Prima di tutto, è fondamentale essere consapevoli dei segnali che indicano l'arrivo della rabbia. Alcuni di questi segnali possono includere aumento della frequenza cardiaca, sensazione di tensione muscolare, respirazione accelerata e pensieri negativi ricorrenti. Una volta identificati questi segnali, è possibile intervenire per prevenire l'escalation della rabbia.

Uno dei primi passi da compiere è fermarsi e respirare profondamente. Questo semplice gesto può aiutare a calmare i nervi e a riportare la mente al presente. Inoltre, è importante cercare di capire le ragioni alla base della propria rabbia. Spesso la rabbia nasce da frustrazioni o problemi irrisolti, quindi è utile esplorare queste emozioni per affrontarle in modo costruttivo.

Una volta che si è riusciti a calmare la propria mente, è possibile passare all'azione costruttiva. Una strategia efficace è praticare la comunicazione assertiva, esprimendo le proprie emozioni in modo chiaro e rispettoso. È importante evitare di urlare o usare un linguaggio offensivo, ma piuttosto cercare di comunicare in maniera empatica e costruttiva.

Inoltre, è utile trovare un'attività fisica che possa aiutare a canalizzare l'energia negativa della rabbia. Fare una passeggiata, praticare lo yoga o fare un allenamento fisico possono essere modi efficaci per sfogare la propria rabbia in modo salutare. Anche la meditazione e la mindfulness possono aiutare a gestire le emozioni negative in modo costruttivo.

Un'altra strategia utile è quella di praticare la gratitudine. Concentrarsi su ciò che di positivo c'è nella propria vita può aiutare a ridurre la rabbia e a mantenere uno stato mentale più equilibrato. Tenere un diario della gratitudine o fare una lista delle cose per cui essere grati possono essere esercizi utili per cambiare prospettiva e focalizzarsi sul positivo.

In situazioni in cui si è già arrivati a comportamenti distruttivi a causa della rabbia, è importante fare ammenda e chiedere scusa. Riconoscere i propri errori e assumersi la responsabilità delle proprie azioni può aiutare a riparare i danni causati dalla rabbia. Inoltre, è utile cercare aiuto da un professionista, come uno psicologo o un counselor, per imparare strategie di gestione dell'ira più efficaci.

Infine, è importante essere pazienti e gentili con se stessi durante il processo di sostituzione dei comportamenti distruttivi con azioni costruttive. Cambiare abitudini comportamentali richiede tempo e pratica, quindi è importante essere costanti e non scoraggiarsi di fronte a eventuali ricadute. Con impegno e determinazione, è possibile imparare a gestire la rabbia in modo sano e costruttivo, migliorando così la propria qualità di vita e le relazioni con gli altri.

13.Praticare la gratitudine e l'apprezzamento per promuovere uno stato mentale positivo

Praticare la gratitudine e l'apprezzamento è un potentissimo strumento per promuovere uno stato mentale positivo e migliorare la qualità della propria vita. Semplice da dire, ma spesso difficile da mettere in pratica, la gratitudine è un'abitudine che può portare enormi benefici nella nostra quotidiana esistenza.

La gratitudine è l'emozione che proviamo quando ci rendiamo conto delle cose buone che ci sono accadute o che abbiamo ricevuto, riconoscendo il valore di ciò che abbiamo. Quando siamo grati, siamo più inclini a vedere il lato positivo delle cose, a essere più ottimisti e a concentrarci su ciò che abbiamo anziché su ciò che ci manca. Questo atteggiamento porta ad uno stato mentale più equilibrato e sereno, che ci permette di affrontare le sfide della vita con maggiore resilienza e determinazione.

L'apprezzamento, invece, è la capacità di riconoscere e valorizzare le qualità positive degli altri e di ciò che ci circonda. Quando siamo capaci di apprezzare le persone, gli eventi e le esperienze che ci circondano, creiamo un clima di positività intorno a noi, che si riflette anche nel nostro stato mentale.

Ma come possiamo praticare la gratitudine e l'apprezzamento nella vita di tutti i giorni? E quali benefici possiamo ottenere da queste abitudini? In questo articolo esploreremo insieme alcune strategie per coltivare la gratitudine e l'apprezzamento e scopriremo i molteplici vantaggi che derivano da queste pratiche.

Una delle strategie più efficaci per praticare la gratitudine è quella di tenere un diario della gratitudine, in cui annotare ogni giorno almeno tre cose per cui si è grati. Queste possono essere piccole cose, come un sorriso ricevuto da uno sconosciuto, o grandi eventi, come il successo di un progetto lavorativo.

L'importante è concentrarsi sul positivo e prendersi il tempo per apprezzare le cose belle che ci accadono ogni giorno.

Un'altra strategia utile è quella di esprimere la propria gratitudine agli altri, ringraziando le persone che ci hanno fatto del bene o che ci hanno aiutato in qualche modo. Questo non solo ci aiuta a riconoscere il valore degli altri, ma crea anche un circolo virtuoso di positività che si ripercuote su di noi.

Un'altra pratica che può aiutarci a coltivare la gratitudine è quella di fare una pausa e cogliere il momento presente, apprezzando le piccole gioie della vita quotidiana, come un tramonto, una tazza di caffè caldo o una passeggiata in natura. Quando siamo capaci di apprezzare le piccole cose, sviluppiamo una maggiore consapevolezza di ciò che ci circonda e ci sentiamo più in sintonia con il mondo che ci circonda.

Infine, possiamo praticare la gratitudine anche attraverso la meditazione, dedicando alcuni minuti al giorno a concentrarci sulla gratitudine e sull'apprezzamento per ciò che abbiamo. La meditazione ci aiuta a calmare la mente e a focalizzarci sul presente, creando uno spazio interno in cui possiamo coltivare la gratitudine e la positività.

Ma quali sono i benefici di praticare la gratitudine e l'apprezzamento nella vita di tutti i giorni? Innanzitutto, la gratitudine ci aiuta a vedere il bicchiere mezzo pieno anziché mezzo vuoto, permettendoci di affrontare le sfide con maggiore fiducia e ottimismo. Inoltre, la gratitudine ci aiuta a creare legami più forti con gli altri, poiché essere grati per ciò che riceviamo ci rende più inclini a donare agli altri e a creare relazioni basate sulla reciprocità.

La gratitudine ha anche numerosi benefici per la salute mentale e fisica. Diversi studi scientifici hanno dimostrato che praticare la gratitudine può ridurre lo stress, l'ansia e la depressione, migliorare la qualità del sonno e aumentare il benessere complessivo. La gratitudine è inoltre associata a livelli più bassi di infiammazione e a una maggiore longevità, poiché uno stato mentale positivo ha un impatto positivo sulla salute generale dell'organismo.

Praticare la gratitudine e l'apprezzamento è un'abitudine che può portare numerosi benefici nella nostra vita. Coltivare la gratitudine ci aiuta a vedere il lato positivo delle cose, a essere più ottimisti e resilienti di fronte alle sfide della vita. Inoltre, la gratitudine ha numerosi benefici per la salute mentale e fisica, poiché uno stato mentale positivo è associato a una maggiore longevità e a una maggiore qualità della vita. Quindi, prendiamoci il tempo di apprezzare ciò che abbiamo e di ringraziare chi ci ha aiutato lungo il nostro cammino, poiché la gratitudine è una delle chiavi per vivere una vita più piena e appagante.

14. Partecipare a gruppi di supporto o programmi di gestione della rabbia per condividere esperienze e ricevere sostegno

Partecipare a gruppi di supporto o programmi di gestione della rabbia può essere estremamente utile per coloro che stanno lottando con problemi di gestione delle emozioni e della collera. Questi gruppi offrono un ambiente sicuro e accogliente in cui le persone possono condividere le proprie esperienze, ricevere sostegno da individui che si trovano nella stessa situazione e imparare strategie efficaci per gestire la propria rabbia in modo sano.

Uno dei principali vantaggi di partecipare a un gruppo di supporto per la gestione della rabbia è avere l'opportunità di incontrare altre persone che condividono le stesse esperienze e che comprendono veramente cosa si prova a lottare con la rabbia e il controllo delle emozioni. Spesso, ci si sente isolati e soli nel proprio dolore, ma partecipando a un gruppo di supporto si può realizzare che non si è soli e che ci sono persone disposte ad ascoltare e a condividere le proprie esperienze.

In un gruppo di supporto, le persone possono condividere le proprie storie in un ambiente non giudicante e ricevere feedback e supporto dagli altri partecipanti. Questo senso di connessione e comprensione può essere incredibilmente terapeutico e aiutare le persone a sentirsi meno soli e isolati nella loro lotta con la rabbia.

Oltre al supporto emotivo, i gruppi di gestione della rabbia offrono anche l'opportunità di imparare nuove strategie e tecniche per gestire la rabbia in modo sano ed efficace. I facilitatori dei gruppi sono spesso professionisti esperti nel campo della salute mentale e della gestione della rabbia e possono offrire consigli pratici e strumenti utili per affrontare la rabbia in modo positivo.

Queste strategie possono includere metodi di rilassamento come la meditazione o la respirazione profonda, tecniche di comunicazione assertiva per esprimere i propri bisogni e desideri in modo sano ed efficace e modi per identificare i trigger che scatenano la rabbia e affrontarli in modo proattivo.

Partecipare a un gruppo di supporto per la gestione della rabbia può quindi essere un passo importante nella strada verso il recupero e il benessere emotivo. Essere parte di un gruppo di persone che condividono la stessa lotta può essere incredibilmente motivante e ispiratore e offrire un sostegno prezioso durante i momenti difficili.

Inoltre, partecipare a un gruppo di supporto può aiutare le persone a rompere il ciclo di comportamenti distruttivi legati alla rabbia e ad imparare nuovi modi sani di affrontare le proprie emozioni. Questo può portare a una maggiore consapevolezza di sé e delle proprie reazioni emotive, nonché a una migliore gestione della rabbia nel lungo termine.

Nel complesso, partecipare a un gruppo di supporto o a un programma di gestione della rabbia può essere estremamente benefico per coloro che stanno lottando con problemi di controllo delle emozioni e della rabbia. Offre un ambiente sicuro e accogliente in cui le persone possono condividere le proprie esperienze, ricevere supporto emotivo e imparare strategie pratiche per gestire la rabbia in modo sano ed efficace.

Se stai lottando con la rabbia, ti consiglio vivamente di cercare un gruppo di supporto nella tua zona o di contattare un professionista della salute mentale che possa indirizzarti verso le risorse giuste. Ricorda, non sei solo e c'è aiuto disponibile per te. Non aver paura di chiedere aiuto e iniziare il tuo percorso di guarigione.

15. Tracciare giornalmente i progressi e celebrare le piccole vittorie nella gestione della rabbia

Gestire la rabbia può essere un compito impegnativo per molti di noi. La rabbia è un'emozione potente e complessa che può essere scatenata da una varietà di situazioni e fattori. Può essere difficile controllarla, ma è essenziale imparare a gestirla in modo sano e costruttivo per evitare conseguenze negative sulle nostre relazioni e sulla nostra salute mentale.

Una strategia efficace per gestire la rabbia è tracciare giornalmente i nostri progressi e celebrare le piccole vittorie lungo il percorso. Tenere un diario della rabbia può aiutarci a monitorare i nostri pensieri, emozioni e comportamenti quando ci sentiamo arrabbiati. Registriamo l'evento che ha scatenato la nostra rabbia, le nostre reazioni in quel momento e come abbiamo gestito la situazione.

Iniziare questo processo può sembrare intimidatorio, ma con il tempo diventerà più naturale e ci aiuterà a identificare i modelli nei nostri schemi di rabbia. Ad esempio, potremmo scoprire che siamo più suscettibili alla rabbia quando siamo stanchi, stressati o affamati. Conoscere queste informazioni ci permetterà di adottare strategie preventive per evitare di arrivare a un punto critico di rabbia.

Una volta che abbiamo tracciato i nostri progressi per un po' di tempo, è importante celebrare le piccole vittorie lungo il percorso. Ogni momento in cui riusciamo a gestire la nostra rabbia in modo positivo e costruttivo dovrebbe essere riconosciuto e apprezzato. Ciò ci darà il senso di gratificazione e motivazione necessario per continuare a lavorare sulla nostra gestione della rabbia.

Ci sono molte strategie che possiamo adottare per gestire la rabbia in modo sano e costruttivo. Una delle tecniche più efficaci è la respirazione profonda. Quando ci sentiamo arrabbiati, spesso tendiamo a respirare in modo rapido e superficiale. Praticare la respirazione profonda può aiutarci a calmare i nervi e a riportare il nostro corpo in uno stato di equilibrio.

Un'altra strategia utile è la visualizzazione. Immaginare una situazione tranquilla e rilassante può aiutare a ridurre la nostra rabbia e adottare un approccio più calmo alla situazione. Possiamo anche praticare la mindfulness, che ci aiuta a essere consapevoli dei nostri pensieri e emozioni senza giudicarli. In questo modo, possiamo affrontare la rabbia in modo più razionale e controllato.

Inoltre, è importante esprimere le nostre emozioni in modo sano e costruttivo. Parlarne con una persona di fiducia o scrivere su un diario può aiutarci a elaborare i nostri sentimenti di rabbia in modo positivo. Possiamo anche considerare la possibilità di praticare attività di rilassamento come lo yoga o la meditazione per ridurre lo stress e aumentare la nostra resilienza emotiva.

Infine, è fondamentale essere gentili con noi stessi e non aspettarci la perfezione nella gestione della nostra rabbia. È normale arrabbiarsi di tanto in tanto, l'importante è imparare a gestire questa emozione in modo sano e costruttivo. Celebrare le piccole vittorie lungo il percorso ci aiuterà a mantenere la motivazione e la determinazione necessarie per continuare a migliorare la nostra gestione della rabbia.

Tracciare giornalmente i nostri progressi e celebrare le piccole vittorie nella gestione della rabbia è un modo efficace per migliorare la nostra capacità di controllare questa emozione potente. Con pazienza, determinazione e l'aiuto di strategie efficaci, possiamo imparare a gestire la nostra rabbia in modo sano e costruttivo, migliorando così la nostra salute mentale e le nostre relazioni con gli altri.

16.Creare un piano d'azione per affrontare situazioni stressful in modo proattivo

Viviamo in un mondo frenetico e spesso stressante, dove siamo costantemente bombardati da una serie di pressioni e responsabilità che possono metterci alla prova. È importante imparare a gestire lo stress in modo proattivo, anziché lasciarlo accumulare e sopraffarci. Creare un piano d'azione per affrontare situazioni stressanti in modo efficace è fondamentale per mantenere un equilibrio emotivo e fisico nella nostra vita.

Il primo passo per creare un piano d'azione per affrontare lo stress è identificare le situazioni che ci stressano di più. È importante essere consapevoli dei fattori scatenanti che possono portare allo stress, che possono variare da persona a persona. Può trattarsi di una scadenza sul lavoro, una discussione con un amico o un membro della famiglia, preoccupazioni finanziarie o semplicemente sentirsi sopraffatti dalle tante cose da fare.

Una volta identificate queste situazioni, possiamo pianificare come affrontarle in modo proattivo.

Una strategia efficace per gestire lo stress è il monitoraggio dei nostri livelli di stress. Possiamo utilizzare un diario dello stress o un'applicazione sul telefono per annotare i momenti in cui ci sentiamo particolarmente stressati e cosa ha contribuito a questo stato. Questo ci aiuterà a individuare i pattern ricorrenti e ad adottare misure preventive per evitare che il livello di stress raggiunga livelli insostenibili.

Un'altra parte importante del piano d'azione per affrontare lo stress è la creazione di una routine quotidiana che favorisca il benessere mentale e fisico. Ciò può includere attività come l'esercizio fisico regolare, la meditazione, la lettura di un libro, il passare del tempo con persone care o qualsiasi altra cosa che ci aiuti a rilassarci e a riposare. È essenziale prendersi del tempo per se stessi e per le proprie esigenze, perché solo così si sarà in grado di affrontare lo stress in modo efficace.

Oltre a una routine di autogestione efficace, è utile sviluppare strategie specifiche per affrontare situazioni stressanti quando si verificano. Ad esempio, se si sta vivendo un conflitto con un collega, si può pianificare di affrontare la situazione in modo calmo e razionale, anziché lasciare che l'emozione prenda il sopravvento. Questo potrebbe significare ascoltare attentamente l'altra persona, esprimere il proprio punto di vista in modo chiaro e conciso e cercare una soluzione che sia soddisfacente per entrambe le parti.

Inoltre, è importante imparare a dire di no quando siamo sovraccaricati di lavoro o responsabilità. È facile cadere nella trappola di voler accontentare tutti e fare tutto, ma questo può portare a un aumento dello stress e alla mancanza di tempo per se stessi. Imparare a stabilire dei limiti e a prioritizzare le proprie necessità è fondamentale per mantenere un equilibrio emotivo e fisico.

Infine, fare affidamento su un sistema di supporto solido può essere estremamente utile quando si affrontano situazioni stressanti. Parlane con un amico, un familiare o un professionista della salute mentale può aiutarti a ottenere una prospettiva diversa sulla situazione e a ricevere eventualmente consigli utili su come affrontare il problema. Ricordati che non sei da solo e che chiedere aiuto quando ne hai bisogno è un atto di coraggio, non di debolezza.

Creare un piano d'azione per affrontare situazioni stressanti in modo proattivo richiede una combinazione di consapevolezza, autogestione, strategie specifiche e supporto sociale. Non esiste una soluzione unica per tutti, ma è importante sperimentare diverse tecniche e individuare quelle che funzionano meglio per te. Ricorda che lo stress fa parte della vita di tutti, ma ciò che conta è come

scegliamo di affrontarlo e imparare da esso
per crescere e migliorare.

17.Praticare la consapevolezza per essere più presenti nel momento e prevenire reazioni impulsive

La consapevolezza è una pratica che consiste nel rimanere vigili e attenti al momento presente, alle nostre sensazioni, pensieri ed emozioni, senza giudicarli o reagire impulsivamente. Essere consapevoli significa essere presenti nel qui e ora, pienamente concentrati su ciò che stiamo facendo o vivendo in quel preciso istante.

Uno dei principali benefici della consapevolezza è la capacità di prevenire reazioni impulsive. Spesso, quando ci troviamo di fronte a una situazione stressante o frustrante, tendiamo a reagire istintivamente, senza riflettere sulle conseguenze delle nostre azioni. Questo può portarci a fare scelte impulsiva che potrebbero essere dannose per noi stessi o per gli altri.

Praticare la consapevolezza ci aiuta a prendere le distanze dalle nostre emozioni intense e a osservarle con obiettività, senza lasciarci sopraffare da esse. In questo modo, siamo in grado di valutare la situazione in modo più lucido e razionale, e di scegliere la risposta più adatta alle circostanze.

Un esempio comune di reazione impulsiva è quella che si verifica nei momenti di rabbia. Quando ci sentiamo arrabbiati, è facile lasciarci sopraffare dall'emozione e reagire in modo impulsivo, magari dicendo parole offensive o compiendo azioni di cui in seguito ci pentiremo. Se praticassimo la consapevolezza in quei momenti, potremmo fermarci un attimo per osservare la nostra rabbia, comprendere da dove nasce e scegliere consapevolmente come gestirla senza causare danni.

La consapevolezza ci permette anche di essere più presenti nel momento, di gustare appieno le esperienze che viviamo senza avere la mente proiettata nel passato o nel futuro. Spesso, la nostra mente è costantemente impegnata a ripensare a qualcosa che è successo o a preoccuparsi di ciò che potrebbe accadere, senza mai fermarsi a godere pienamente del presente. Quando siamo consapevoli, riusciamo a lasciare andare i pensieri ricorrenti che ci distraggono e ad immergerci completamente nell'esperienza che stiamo vivendo.

La pratica della consapevolezza può avvenire in diversi modi. Una delle tecniche più diffuse è la meditazione mindfulness, che consiste nel concentrarsi sul respiro o su una sensazione fisica per rimanere ancorati nel presente. Altre modalità di praticare la consapevolezza includono la pratica dello yoga, la camminata consapevole, la mindfulness nel mangiare o nell'ascoltare musica.

Oltre a prevenire reazioni impulsive, la consapevolezza porta numerosi benefici per la nostra salute mentale e fisica. Diversi studi scientifici hanno dimostrato che la pratica regolare della consapevolezza può ridurre lo stress, migliorare la qualità del sonno, aumentare la concentrazione e l'attenzione, e favorire una maggiore resilienza alle difficoltà della vita.

Inoltre, la consapevolezza può aiutarci a sviluppare una maggiore empatia verso gli altri e a migliorare le nostre relazioni interpersonali. Essere consapevoli delle nostre emozioni e di come queste influenzano il nostro comportamento ci permette di comprendere meglio le motivazioni altrui e di instaurare relazioni più autentiche e empatiche.

Nella nostra società frenetica e piena di distrazioni, praticare la consapevolezza può sembrare difficile, ma è un investimento prezioso che porta numerosi benefici a lungo termine. Anche dedicare solo pochi minuti al giorno alla pratica della consapevolezza può fare la differenza nel nostro benessere emotivo

e nella nostra capacità di gestire le sfide
quotidiane con maggiore equilibrio e serenità.

La consapevolezza è uno strumento potente
per essere più presenti nel momento e
prevenire reazioni impulsive. Attraverso la
pratica di essere attenti al qui e ora, possiamo
imparare a gestire le nostre emozioni in modo
consapevole, a prendere decisioni più
razionali e a vivere in modo più pieno e
autentico. Scegliamo quindi di dedicare del
tempo alla consapevolezza nella nostra vita
quotidiana, perché i benefici che ne derivano
sono inestimabili.

18. Coltivare una solida rete di supporto sociale per avere persone con cui condividere le emozioni

La rete di supporto sociale è fondamentale per la nostra salute mentale e per il nostro benessere emotivo. Coltivare una solida rete di supporto significa avere persone su cui contare nei momenti di difficoltà, con cui condividere le emozioni e le esperienze della vita quotidiana. Essere circondati da amici, parenti e colleghi che ci supportano e ci incoraggiano può fare la differenza tra sentirsi soli e isolati e sentirsi amati e compresi.

Esistono diverse modalità per coltivare una rete di supporto sociale solida e duratura. La prima cosa da fare è identificare le persone più importanti nella nostra vita e capire chi sono le persone con cui possiamo contare in caso di necessità. Queste persone possono essere amici di lunga data, parenti stretti, colleghi di lavoro o anche semplici conoscenti che ci hanno dimostrato il loro affetto e la loro disponibilità a supportarci.

Una volta identificate le persone più significative per noi, è importante dedicare del tempo e dell'energia per coltivare quelle relazioni. Ciò significa essere presenti nella vita delle persone a cui teniamo, ascoltarle quando hanno bisogno di parlare, offrire il nostro sostegno in momenti di difficoltà e mostrare loro il nostro affetto e la nostra gratitudine. È importante anche essere disposti a chiedere aiuto quando ne abbiamo bisogno e a mostrare vulnerabilità e sincerità nelle relazioni interpersonali.

Inoltre, per coltivare una rete di supporto sociale solida è importante partecipare a attività e gruppi sociali dove è possibile incontrare nuove persone e ampliare il proprio cerchio sociale. Questo può includere attività come club, associazioni, volontariato o corsi di formazione dove è possibile incontrare persone con interessi simili e con cui condividere momenti piacevoli e gratificanti.

È importante anche mantenere un atteggiamento positivo e aperto verso gli altri e essere disposti a fare nuove amicizie, anche se inizialmente potrebbe sembrare difficile o imbarazzante. L'essere vulnerabili e aperti con gli altri può favorire la creazione di relazioni profonde e significative basate sulla fiducia e sull'empatia reciproca.

Infine, è importante prendersi cura delle relazioni che abbiamo e investire tempo ed energie nel mantenere vivi i legami con le persone care. Ciò significa dedicare del tempo di qualità alle persone a cui teniamo, ascoltarle, sostenerele nei momenti difficili e essere presenti nella loro vita, anche quando non c'è bisogno di aiuto o supporto.

In conclusione, coltivare una solida rete di supporto sociale è fondamentale per la nostra salute emotiva e il nostro benessere generale. Le relazioni interpersonali e l'appoggio delle persone care sono un elemento fondamentale per affrontare le sfide della vita e superare i momenti di difficoltà. Dedicare del tempo ed energie alla creazione e al mantenimento di relazioni positive e significative può fare la differenza tra sentirsi soli e isolati e sentirsi amati e compresi.

19.Fare attività fisica regolarmente per ridurre lo stress e liberare tensione accumulata

L'attività fisica è un potente alleato per contrastare lo stress e liberare la tensione accumulata nel nostro corpo. Svolgere regolarmente esercizio fisico non solo migliora la nostra salute fisica, ma contribuisce anche a mantenere un equilibrio mentale e emotivo. Quando siamo stressati, il nostro corpo reagisce producendo una serie di sostanze chimiche che possono avere effetti negativi sulla nostra salute. Inoltre, lo stress cronico può portare a disturbi fisici e psicologici, come ansia, depressione e disturbi del sonno.

L'attività fisica stimola la produzione di endorfine, sostanze chimiche prodotte dal cervello che agiscono come un antidolorifico naturale e come un antidepressivo. Le endorfine sono responsabili della sensazione di benessere e felicità che spesso si prova dopo aver fatto esercizio fisico. Inoltre, l'attività fisica favorisce il rilascio di serotonina, un neurotrasmettitore che regola l'umore e contribuisce a ridurre l'ansia e lo stress. Fare regolarmente attività fisica può quindi aiutare a migliorare il nostro stato emotivo e a ridurre i sintomi legati allo stress.

Quando ci alleniamo, il nostro corpo si attiva e si muove, facendo sì che i muscoli si contraggano e si rilassino. Questo aiuta a ridurre la tensione muscolare e a sciogliere eventuali nodi che si sono formati a causa dello stress. Inoltre, l'attività fisica può favorire il rilascio di adrenalina, un ormone che aiuta a gestire situazioni di stress e a far fronte alle sfide quotidiane in modo più efficace. Fare attività fisica regolarmente può quindi aiutarci a gestire meglio lo stress e a sentirci più energici e motivati.

Esistono molte forme di attività fisica che possono essere utili per ridurre lo stress e liberare la tensione accumulata. L'importante è scegliere un'attività che ci piaccia e che sia adatta al nostro livello di forma fisica. Possiamo optare per attività cardiovascolari come la corsa, il ciclismo, il nuoto o l'aerobica, che aiutano a migliorare la resistenza e a rafforzare il cuore e i polmoni. Altre opzioni valide sono lo yoga, il pilates, il tai chi o la ginnastica dolce, che favoriscono il rilassamento dei muscoli e la concentrazione mentale.

Anche una semplice passeggiata all'aria aperta può rivelarsi un ottimo modo per liberarsi dallo stress e rigenerarsi. Camminare nella natura può aiutare a rilassarsi, a staccare la mente dai pensieri negativi e a riappropriarsi del contatto con il mondo esterno. Inoltre, l'esposizione alla luce del sole favorisce la produzione di vitamina D, che contribuisce a migliorare l'umore e a contrastare la depressione. Anche l'escursionismo, il trekking o il nordic walking possono essere attività molto efficaci per ridurre lo stress e liberare la tensione accumulata.

È importante dedicare del tempo ogni giorno all'attività fisica, anche se solo per pochi minuti. Anche brevi sessioni di esercizio possono avere effetti benefici sul nostro benessere psicofisico. Possiamo, ad esempio, fare qualche esercizio di stretching al mattino appena svegli per preparare il corpo alla giornata che ci aspetta. Durante la pausa pranzo possiamo fare una breve passeggiata o qualche esercizio di yoga per rilassare la mente e distendere i muscoli contratti dalla posizione seduta. Alla sera, prima di andare a dormire, possiamo dedicare qualche minuto al rilassamento, praticando la respirazione profonda o facendo qualche esercizio di meditazione per prepararci a un riposo rigenerante.

Se non siamo abituati a fare attività fisica regolarmente, è consigliabile consultare un medico prima di iniziare qualsiasi tipo di allenamento. Egli potrà valutare il nostro stato di salute e consigliarci il tipo di attività più adatta alle nostre esigenze e capacità fisiche. Inoltre, è importante fare un riscaldamento adeguato prima di iniziare qualsiasi tipo di esercizio per evitare infortuni muscolari e favorire un miglior rendimento fisico.

Fare attività fisica regolarmente è un ottimo modo per ridurre lo stress e liberare la tensione accumulata nel nostro corpo. L'esercizio fisico aiuta a stimolare la produzione di endorfine e serotonina, sostanze chimiche che favoriscono il benessere emotivo e la riduzione dell'ansia. Inoltre, l'attività fisica contribuisce alla riduzione della tensione muscolare e al rilascio di adrenalina, ormone che aiuta a gestire lo stress e a far fronte alle situazioni difficili. Scegliere un'attività che ci piaccia e che sia adatta alle nostre esigenze è fondamentale per ottenere i benefici dello sport e godere di una maggiore qualità di vita. Fissare degli obiettivi realistici e dedicare del tempo ogni giorno all'esercizio fisico ci aiuterà a migliorare il nostro stato di salute e a mantenere un equilibrio mentale ed emotivo.

20. Vedi film o leggi libri rilassanti per togliere la rabbia

Quando si è arrabbiati o stressati, è importante trovare attività che aiutino a distendersi e a smorzare le emozioni negative. Molte persone trovano sollievo guardando film o leggendo libri rilassanti, che possano offrire una fuga temporanea dalla realtà e permettere di liberare la mente da pensieri negativi.

Per alcune persone, vedere un film è un ottimo modo per distogliere la mente e lasciare che le emozioni si calmino. Un film può trasportare lo spettatore in un altro mondo, fatto di avventure, romance, commedia o fantasia, permettendo di dimenticare momentaneamente i problemi personali e le preoccupazioni quotidiane. Inoltre, il cinema offre anche la possibilità di immergersi completamente nell'esperienza visiva e sonora, che può essere coinvolgente e terapeutica.

Alcuni preferiscono invece leggere un libro per rilassarsi e sfuggire alla tensione accumulata. La lettura permette di staccarsi dalla realtà e di entrare in mondi fantastici, popolati da personaggi intriganti e storie avvincenti. Avventurarsi tra le pagine di un libro può essere un'esperienza gratificante e terapeutica, in quanto offre spunti per la riflessione e stimola la creatività.

Ma cosa rende un film o un libro rilassante e adatto a distendere la mente e il corpo? In generale, si tratta di opere che trasmettono sensazioni di pace, gioia e serenità, che fanno dimenticare i problemi e le tensioni quotidiane. Ecco alcuni elementi che possono rendere un film o un libro rilassante:

1. Ambientazioni rilassanti: luoghi incantevoli come spiagge, foreste o paesaggi naturali possono favorire un senso di calma e tranquillità.

2. Trame semplici e lineari: storie che non sono troppo complesse o drammatiche possono aiutare a distendersi e a rilassarsi, senza dover seguire intrecci troppo intricati.

3. Personaggi positivi: protagonisti allegri, coraggiosi e ottimisti possono trasmettere un senso di speranza e fiducia, che possono essere rassicuranti per lo spettatore o il lettore.

4. Umore leggero: opere che hanno un tono ironico, divertente o sentimentale possono aiutare a distendere la tensione e a far sorridere anche nei momenti più difficili.

5. Musica rilassante: una colonna sonora piacevole e melodiosa può creare un'atmosfera rilassante e coinvolgente, che favorisce la distensione e il rilassamento.

Se si è arrabbiati o stressati, può essere utile scegliere un film o un libro che possa offrire una pausa rigenerante e riposante. Ecco alcuni generi che possono essere particolarmente adatti a rilassare la mente e a ridurre lo stato di agitazione:

1. Commedia: una commedia leggera e divertente può aiutare a distendersi e a ridere, sciogliendo le tensioni accumulate e migliorando l'umore.

2. Film d'animazione: le storie animate sono spesso piene di magia, avventura e fantasia, che possono distrarre e incantare lo spettatore di tutte le età.

3. Romanzi rosa: storie d'amore appassionanti e romantiche possono offrire una fuga romantica e appassionata dalla realtà, rafforzando la fede nell'amore e nelle emozioni positive.

4. Film o libri basati su storie vere: le biografie o le storie di successo possono offrire ispirazione e incoraggiamento, aiutando a superare gli ostacoli e a trovare la forza interiore per affrontare le sfide.

5. Film d'arte: opere d'arte, cinematografiche o letterarie, che trasmettono sensazioni di bellezza, armonia e poesia possono essere un'ottima fonte di ispirazione e di riflessione, che favorisce la calma e la serenità.

Sia che si scelga di guardare un film o di leggere un libro, è importante trovare attività che riescano a distendere la mente e a rilassare il corpo, offrendo una pausa rigenerante e pacificante dalle agitazioni e dalle preoccupazioni quotidiane. La scelta del genere e del tipo di opere può variare a seconda delle preferenze personali e degli stati d'animo, ma l'importante è trovare ciò che funziona meglio per ognuno e che permetta di trovare un momento di pace e gioia all'interno di un mondo spesso caotico e stressante.

21.Consigli efficaci per gestire la rabbia

1. Respira profondamente e lentamente per calmarti.

2. Prenditi del tempo per te stesso e rilassati.

3. Parla con qualcuno di fiducia per sfogarti.

4. Esercita la gratitudine per le cose positive nella tua vita.

5. Scrivi i tuoi pensieri e sentimenti su un diario.

6. Pratica attività fisica per rilasciare la tensione.

7. Ascolta della musica rilassante o

meditativa.

8. Visualizza un luogo tranquillo e sereno nella tua mente.

9. Fai delle respirazioni profonde e controllate.

10. Focalizzati sul presente anziché sul passato o sul futuro.

11. Riconosci e accetta le tue emozioni anziché reprimerle.

12. Approfondisci la tua conoscenza sulle cause della tua rabbia.

13. Cerca di capire il punto di vista dell'altra persona.

14. Pratica la compassione e l'empatia verso te stesso e gli altri.

15. Trova modi costruttivi per affrontare la situazione che ti ha causato rabbia.

16. Evita di reagire impulsivamente e prenditi del tempo per riflettere.

17. Cerca di trovare un compromesso o una soluzione che possa soddisfare entrambe le parti.

18. Riduci lo stress nella tua vita e impara a gestire meglio le situazioni difficili.

19. Fai attenzione ai tuoi pensieri negativi e sostituiscili con pensieri più positivi.

20. Distogli la tua attenzione dalla fonte della

tua rabbia e concentrati su qualcos'altro.

21. Pratica la mindfulness e vivi nel momento presente.

22. Fai delle attività che ti piacciono e ti fanno sentire bene.

23. Cerca il supporto di amici e familiari che ti possono aiutare a gestire la tua rabbia.

24. Chiedi aiuto a uno psicoterapeuta o a un counselor se la tua rabbia è troppo intensa da gestire da solo.

25. Impara a perdonare te stesso e gli altri per le situazioni che ti hanno fatto arrabbiare.

26. Guarda le cose da una prospettiva più ampia e non prendere tutto personalmente.

27. Pratica la pazienza e la tolleranza verso le persone e le situazioni che ti irritano.

28. Sii gentile con te stesso e non ti giudicare duramente per provare emozioni negative.

29. Renditi conto che la rabbia è una risposta naturale, ma che puoi imparare a gestirla in modo più costruttivo.

30. Sperimenta diverse tecniche di gestione della rabbia per trovare quella che funziona meglio per te.

Indice